GIANLUCA PAZZAGLIA

L'ORMONE DELLA SALUTE

L'Innovativo Metodo Dei Sistemi Corporei Per Riattivare La Salute Senza Medicine

Titolo

"L'ORMONE DELLA SALUTE"

Autore

Gianluca Pazzaglia

Editore

Bruno Editore

Sito internet

http://www.brunoeditore.it

Le strategie riportate in questo libro sono frutto di anni di studi e specializzazioni, quindi non è garantito il raggiungimento dei medesimi risultati di crescita o miglioramento personale o professionale. Il libro ha esclusivamente scopo formativo. Le informazioni contenute in questo libro non intendono sostituirsi al parere professionale di un medico. L'utilizzo di qualsiasi informazione qui riportata è a discrezione del lettore. Il lettore si assume piena responsabilità delle proprie scelte, consapevole dei rischi connessi a qualsiasi forma di terapia o esercizio. L'autore si sottrae a qualsiasi responsabilità diretta o indiretta derivante dall'uso o dall'applicazione di qualsivoglia indicazione riportata in queste pagine. Per ogni problema specifico si raccomanda di consultare il proprio medico di fiducia.

Sommario

Introduzione

Posso riassumere la mia vita professionale nell'introduzione a tre libri: in *Per sempre giovani* ho rivissuto la prima parte, da un'ora dopo la mia laurea, quando fantasticavo col pensiero sul mio avvenire, fino alla rassegnata accettazione sei anni dopo di un destino totalmente diverso, quello di diagnosta per immagini del tumore al seno.

La vita non era andata come avrei voluto, gli eventi mi si erano messi costantemente contro e infine un'ondata di marea mi aveva travolto definitivamente.

Nel *Grande libro delle terapie anticancro* racconto della mia vita in bilico tra ciò che ero diventato, ovvero un senologo che affronta la patologia in modo convenzionale, e la mia passione per la medicina "altra", calata sulle persone come un vestito su misura.

In questo percorso durato ventotto anni, tanti ne sono trascorsi dal giorno della mia laurea, ho esercitato la professione "senza se e senza ma", dedicandole tutto me stesso, lavorando anche sette giorni su sette, rinunciando a feste, compleanni o cene con gli amici.

Purtroppo le cose non sono andate come avrei desiderato.

Innanzitutto mi è stato molto difficile digerire il fatto che io, a differenza degli altri medici che fanno guarire le persone o nascere i bambini, nella migliore delle ipotesi lasciavo le pazienti nella condizione in cui si trovavano. Oppure, nella peggiore, dovevo comunicare loro che c'era qualcosa che non andava.

Un lavoro sottosopra, alla rovescia.

E che dire del nodulo che in poco tempo spuntava fuori dal nulla? Dove diavolo era? C'era ma non si vedeva. Che frustrazione! I noduli sono arrivato a sognarmeli la notte, tutte le notti. Mi alzavo madido di sudore, in preda agli incubi.

Contemporaneamente, complice un profondo cambiamento della nostra società, l'ambiente è diventato molto più ostile, rendendo sempre più difficile lavorare. Le persone con cui negli anni ho collaborato hanno cominciato a sviluppare un senso di incertezza, preferendo andarsene per rifugiarsi in un "lavoro sicuro".

Tutto questo inevitabilmente mi ha portato al collasso fisico e mentale.

Ogni mattina, al risveglio, mi chiedevo quale nuovo sintomo avrei sviluppato. Spesso erano sintomi diversi e apparentemente scollegati tra loro. In altri casi un disturbo me lo sono portato dietro per anni, tutti i giorni, tutto il giorno.

Per tanti anni, troppi, ho cercato di tamponarli ricorrendo a tutti i rimedi possibili e immaginabili, spesso con un temporaneo sollievo ma mai con una completa risoluzione.

Fino a quando ho deciso di prendere in mano la mia vita e rivoluzionarla.

Ho capito che se non decidi in proprio per la tua vita, lo faranno gli altri e spesso non sarà il meglio per te.

Mi sono detto: "O adesso o mai più". L'età era quella giusta, matura ma ancora nel pieno dell'efficienza. A ogni modo era comunque ora di darsi una mossa.

Ho messo da parte i sensi di colpa, i condizionamenti, le restrizioni, le credenze negative e ho stravolto la mia vita.

Innanzitutto ho dovuto necessariamente ridurre le mie ore di lavoro, perché per fare spazio al nuovo bisogna eliminare parte del vecchio.

Di conseguenza ho drasticamente ridimensionato i miei bisogni, ma per fortuna la maggior parte di essi erano bisogni falsi, generati dalla mancanza di tempo da dedicare a me stesso.

Infine ho preso in mano il timone della mia vita e operato una serie di cambiamenti di comportamento e di stile di vita che non hanno tardato a dare i loro frutti.

In poche parole una vita più frugale ma più sana: la vita *dopo*.

Fortunatamente mi è venuta in aiuto la massa di conoscenze che avevo sviluppato nel corso degli anni e avendo più tempo a disposizione sono riuscito a collegarle in un unico *fil rouge*.

L'ho chiamato "l'ormone della salute".

Parlandone ad amici e conoscenti, la domanda che invariabilmente mi viene posta è: "Qual è l'ormone della salute?" E io rispondo: "Non esiste!"

In realtà esiste una combinazione di ormoni che quando si allinea, quasi fosse una combinazione astrale o alchemica, ci fa sentire veramente energici, efficienti, motivati, essenzialmente *in salute*.

Così come esiste un'altra combinazione di ormoni, tipica della malattia, che ci fa sentire stanchi, pigri e che realmente ci fa ammalare, anche di malattie importanti.

Per essere in salute occorre prima di tutto e più di tutto diventare consapevoli che ne siamo i diretti responsabili, attingere alle conoscenze efficaci e alle giuste strategie, districarsi nel mare magno delle informazioni fuorvianti, e soprattutto passare all'azione ed essere costanti, con impegno e determinazione.

Prima di iniziare vi avverto subito che questo è un libro pratico. Non voglio mostrarvi quante conoscenze ho o quanto sono bravo a fare quello che faccio, ma condividere con voi solo le informazioni che vi servono.

Lo scopo del libro è solo uno: agire.

Se non siete disposti a farlo, vi consiglio di leggere un bel romanzo.

Per chi invece non vede l'ora di capire, comprendere e cambiare, che dire, buona lettura... e buon "ormone della salute"!

Capitolo 1:
Districarsi tra informazioni contrastanti

Ogni giorno siamo bombardati da informazioni riguardanti la salute, completamente contrastanti. Oggi c'è una vera e propria epidemia di gente che parla di cosa fa bene e cosa fa male, cosa dobbiamo mangiare, quando e perché.

Prendiamo l'esempio del latte: un giorno ci viene detto che il latte fa bene, il giorno dopo o il mese dopo o un anno dopo le precedenti affermazioni vengono smentite con l'unico risultato di farci sprofondare nella confusione più totale. Ma c'è anche un altro aspetto che spesso ci sfugge: quando abbiamo tante – direi troppe – informazioni, non solo non riusciamo a capire quali sono quelle giuste e quelle sbagliate, ma risulta anche impossibile fare una scelta.

Si tratta del paradosso della scelta: quando abbiamo tante

opzioni, diventa davvero difficile non solo fare quella giusta, ma semplicemente *farla*. Avere troppe informazioni produce paradossalmente paralisi.

Troppe volte, durante convegni, corsi o i colloqui con le mie pazienti, mi sono sentito dire che c'è talmente tanta confusione che alla fine, nel dubbio, risulta più semplice mantenere le classiche abitudini, seppur malsane. E questo è stato uno dei motivi per cui ho deciso di scrivere questo libro, per aiutarti a fare chiarezza, certo che le cose sono molto più semplici di come ce le hanno raccontate.

Il motivo per cui ci troviamo in questo caos deriva dal fatto che produrre studi scientifici attendibili è estremamente difficile, soprattutto in nutrizione.

In tema di nutrizione e tumore possiamo trovare studi scientifici che colleglerebbero l'incremento del consumo di grassi al tumore. E fin qui nulla di nuovo o di sorprendente. Fosse semplicemente così potremmo limitarci a consumare proteine e carboidrati e avremmo risolto il problema.

Tuttavia esistono anche alcuni studi che collegherebbero l'aumento del consumo delle proteine ai tumori. Ma anche in questo caso potremmo risolvere il problema nutrendoci esclusivamente di carboidrati. Purtroppo però esistono studi che collegherebbero anche l'incremento del consumo di carboidrati allo sviluppo di tumori.

E allora che cosa mangiamo? Esiste addirittura uno studio che, prendendo un libro di cucina e scegliendo una serie di cibi a caso, ha constatato che la maggior parte di questi cibi sarebbe collegata, attraverso studi scientifici, allo sviluppo di tumori. Allora possiamo affermare che tutti i cibi favorirebbero lo sviluppo dei tumori?

SEGRETO n. 1: grassi, proteine e carboidrati, come praticamente tutti i cibi presenti in un comune libro di cucina, sarebbero collegati da un qualche studio scientifico con la genesi del tumore.

Studi di correlazione

Purtroppo questi studi scientifici che collegherebbero il consumo di grassi, proteine o carboidrati ai tumori sono studi cosiddetti di correlazione o associazione, cioè studi che correlano due eventi che avvengono contemporaneamente.

Questa associazione può essere *causale*, ad esempio la carne potrebbe indurre più tumori al colon; ma potrebbe essere anche *casuale* né più né meno di quanto indossare un maglione giallo induca più tumori dell'intestino; oppure *causale inversa*, cioè indicare che chi è portatore di un tumore del colon potrebbe essere indotto a mangiare più carne.

A questo proposito ci sono anche studi scientifici che avrebbero collegato l'aumento della vendita di televisori con i tumori. Una spiegazione plausibile, in realtà, ci potrebbe essere: essendo più diffusa la televisione le persone trascorreranno più tempo sedute a vederla, si muoveranno di meno e questo potrebbe forse essere collegato con lo sviluppo dei tumori.

15

Un altro studio avrebbe associato l'avvento di Facebook con l'incremento del colesterolo nel sangue. Anche in questo caso una spiegazione la potremmo trovare dicendo che da quando è nato Facebook si passa più tempo davanti al computer, ci si muove di meno e così si potrebbe innalzare il colesterolo.

Ma un altro di questi studi di correlazione, cioè che mettono in correlazione due eventi contemporanei, avrebbe dimostrato che dalla nascita del cantante Justin Bieber sarebbe aumentato il colesterolo nel sangue. E cosa c'entra? Assolutamente nulla. Questa è la dimostrazione di come, attraverso gli studi di correlazione, si possa arrivare a sostenere anche le cose più assurde.

Questi studi infatti servono a sviluppare delle ipotesi scientifiche, non ad affermare delle verità incontrovertibili. La dimostrazione delle ipotesi formulate attraverso gli studi di correlazione deve essere confermata in seguito attraverso i cosiddetti studi randomizzati in doppio cieco.

SEGRETO n. 2: gli studi scientifici che ci dicono che un certo cibo ci fa bene o ci fa male in realtà sono solo studi di associazione, correlano cioè due eventi che si verificano contemporaneamente senza per questo affermare con certezza che l'uno sia causa dell'altro.

Studi randomizzati in doppio cieco
Sono i classici studi che vengono eseguiti per valutare l'efficacia di un farmaco.

Si prendono due gruppi di pazienti, a un gruppo si somministra il farmaco e all'altro il placebo senza che, in entrambi i casi, né il medico né il paziente sappiano cosa stanno somministrando o assumendo. Dopo un po' di tempo si vanno a vedere le differenze di risultato tra i due gruppi.

Immagina di sostituire al farmaco la carne e al placebo un surrogato della carne, di dire alle persone di mangiare per un certo tempo solo la carne o solo il surrogato della carne e, dopo un po', di andare a vedere le differenze... Capisci bene che è impossibile da fare.

Quindi fare studi randomizzati in doppio cieco, nell'ambito della nutrizione, è praticamente impossibile. Quindi se gli studi di correlazione servono per formulare ipotesi e gli studi randomizzati in doppio cieco in nutrizione non si possono fare, con cosa possiamo sostituirli?

SEGRETO n. 3: per verificare le ipotesi occorrono studi scientifici randomizzati in doppio cieco, praticamente impossibili da fare nell'ambito della nutrizione.

Surrogato del nesso di causa-effetto

Per superare questa situazione di stallo, negli anni Sessanta sono stati sviluppati dei parametri che hanno cercato di trasformare uno studio di correlazione in un surrogato del nesso di causa-effetto. I parametri più importanti sono la *forza dell'associazione* e la *significatività statistica*.

Utilizzando questi parametri applicati agli studi di correlazione eseguiti in nutrizione si scopre ad esempio che, nel caso della carne, gli studi di associazione sarebbero deboli e non statisticamente significativi. Pertanto potremmo dire che la carne fa male? No, non lo potremmo dire. Allora potremmo dire che la carne fa bene? Non potremmo dire nemmeno questo.

Non solo, ma chi mangia più carne potrebbe mangiare meno verdura e meno frutta, potrebbe muoversi di meno o fumare di più... E ognuno di questi fattori potrebbe essere collegato all'aumento dei tumori attribuito al consumo di carne; oppure potrebbero esservi collegati tutti i fattori assieme.

Andando poi a valutare i grassi alimentari vediamo che gli studi di correlazione, anche in questo caso, sarebbero deboli e non statisticamente significativi. E anche nel caso della frutta e della verdura la forza degli studi di correlazione negli ultimi anni si sarebbe indebolita.

Pertanto lo studioso Alexander è arrivato a sostenere in uno studio del 2009 che non ci sarebbero evidenze conclusive per nessun tipo di cibo o gruppo di cibi relativamente al loro ruolo nella cancerogenesi.

Cosa mangia il tumore

Se non possiamo sapere con certezza cosa mangiano le persone che sviluppano più tumori, proviamo allora a invertire la domanda e chiediamoci cosa mangia il tumore, almeno in laboratorio. Per anni si è creduto che il tumore si nutrisse esclusivamente di glucosio e di glutammina, uno degli amminoacidi che costituiscono le proteine.

Nella PET, infatti, per evidenziare le cellule tumorali si inietta glucosio radioattivo. Pertanto eliminare il più possibile il glucosio e ridurre fortemente le proteine poteva sembrare una strategia efficace. Tuttavia in tempi recenti si è scoperto che il tumore, in alcune circostanze, può nutrirsi anche di grassi.

Popolazioni longeve e popolazioni primitive

Un altro filone di indagine potrebbe essere quello di indagare le abitudini alimentari delle popolazioni più longeve, ma a parte un generico incremento dei carboidrati e dei vegetali si registrerebbe comunque in tutte una buona dose di proteine animali, e l'unico pattern che sembrerebbe emergere è quello del consumo di cibi di qualità.

Relativamente agli studi sulle popolazioni primitive si va dai Kitavans della Papua Nuova Guinea, che consumano il 70% delle calorie provenienti da carboidrati, ai Maasai, che ottengono il 60% delle calorie dai grassi.

Lungo sopravviventi

In letteratura scientifica esisterebbero circa 1000 casi di malati di cancro terminali mandati a casa a morire che invece non sarebbero morti. Tutti avrebbero modificato nove aspetti della loro vita tra cui quello alimentare, riducendo il consumo di carne, latticini, zucchero e cibi industriali, aumentando quello di frutta e verdura e consumando cibi biologici.

Riduzionismo vs olismo

Il riduzionismo ci insegna che ogni cosa al mondo può essere compresa quando se ne comprendono tutte le componenti. Il cibo in sé non è importante, solo i nutrienti contenuti nel cibo contano davvero. Il riduzionismo è ossessionato dalle dosi di vitamine, minerali, acidi grassi e naturalmente dalle calorie. Il riduzionismo ci dice che quanto più accurato è il calcolo di ciò che ingeriamo, tanto maggiore sarà il controllo sulla nostra salute.

Per l'olismo invece l'intero è più grande della somma delle sue parti, e la nutrizione non è un'equazione matematica in cui due più due fa quattro. Non c'è una singola reazione o un singolo meccanismo che spieghi l'effetto di una sostanza nutritiva individuale.

Più che qualcosa da ottenere con ogni artificio, ricorrendo a tutti i possibili interventi riduzionisti, la salute semplicemente è qualcosa che *succede*, a dispetto, o forse proprio in virtù, della complessità insita nella chimica del nostro corpo.

SEGRETO n. 4: secondo il modello scientifico riduzionista non si riesce ad arrivare ad alcuna certezza. Occorre un nuovo modello di pensiero: quello olistico.

Gli studi olistici

Secondo il modello olistico dobbiamo mettere a confronto le popolazioni nella loro realtà, osservando senza intervenire e individuando fatti precisi, come gli apporti alimentari e la frequenza delle malattie, senza cercare di provare che gli uni siano la causa delle altre. Secondo questo modello sono stati costruiti gli studi *EPIC* (European Prospective Investigation into Cancer and Nutrition), *NIH-AARP* (National Institute of Health American Association of Retired Persons) *Diet and Health Study* e *The China Study*.

The China Study, EPIC e NIH-AARP

I consigli per ridurre l'incidenza dei tumori che emergerebbero da questi studi sono:

- tenere bassa la glicemia evitando i cibi ad alto indice glicemico (IG) e i grassi saturi;
- tenere bassa l'insulina evitando in particolare carni rosse e latticini;
- tenere bassi i fattori di crescita (cioè che possono

favorire lo sviluppo delle cellule tumorali) limitando i cibi ricchi di proteine;

• tenere bassi i livelli di infiammazione evitando i cibi ad alto IG e i cibi animali (tranne il pesce, che però non è contemplato nel China Study);

• evitare o ridurre precauzionalmente i cibi ricchi di poliammine (di cui è ghiotto il tumore) come agrumi, banane, kiwi, frutti tropicali, molluschi, solanacee (melanzane, patate, peperoni, pomodori ecc), ma soprattutto ridurre le proteine animali perché una grande quantità di poliammine deriva dalla loro putrefazione in sede intestinale.

SEGRETO n. 5: gli studi olistici mettono a confronto le popolazioni nella loro realtà, verificandone l'alimentazione e lo stato di salute, senza cercare di provare che l'una sia la causa dell'altro.

RIEPILOGO DEL CAPITOLO 1:

- SEGRETO n. 1: grassi, proteine e carboidrati, come praticamente tutti i cibi presenti in un comune libro di cucina, sarebbero collegati da un qualche studio scientifico con la genesi del tumore.

- SEGRETO n. 2: gli studi scientifici che ci dicono che un certo cibo ci fa bene o ci fa male in realtà sono solo studi di associazione, correlano cioè due eventi che si verificano contemporaneamente senza per questo affermare con certezza che l'uno sia causa dell'altro.

- SEGRETO n. 3: per verificare le ipotesi occorrono studi scientifici randomizzati in doppio cieco, praticamente impossibili da fare nell'ambito della nutrizione.

- SEGRETO n. 4: secondo il modello scientifico riduzionista non si riesce ad arrivare ad alcuna certezza. Occorre un nuovo modello di pensiero: quello olistico.

- SEGRETO n. 5: gli studi olistici mettono a confronto le popolazioni nella loro realtà, verificandone l'alimentazione e lo stato di salute, senza cercare di provare che l'una sia la causa dell'altro

Capitolo 2:
Come pensare in maniera diversa

Abbiamo visto nel capitolo precedente come sia difficile districarsi tra le informazioni del cosiddetto metodo scientifico e in questo capitolo vedremo, come nel "gioco dell'unire i puntini", di collegare le informazioni in un unico modello di pensiero che possa spiegare anche quelle apparentemente contrastanti.

La civilizzazione

Dall'analisi delle varie risultanze scientifiche emergono due elementi molto importanti:

- l'incremento del consumo di grassi, proteine e carboidrati, che sarebbe collegato all'aumento dei tumori, si verifica nelle aree più ricche e civilizzate;
- la migrazione delle popolazioni più longeve e delle

popolazioni primitive in aree maggiormente civilizzate comporta un improvviso aumento dei tumori e più in generale delle cosiddette malattie moderne.

Pertanto nel mondo occidentale potrebbe non essere la dieta, o non solamente la dieta, la causa dell'aumento del numero dei tumori e delle altre malattie, ma qualche altro elemento associato all'alimentazione.

SEGRETO n. 1: la civilizzazione, attraverso la dieta e molti altri fattori, indurrebbe le malattie moderne.

Il riduzionismo colpisce ancora

Ricordate la storia dell'elefante e degli uomini bendati? Uno di loro tocca la proboscide e dice che è un serpente; un altro tocca la coda e dice che è una fune; un terzo tocca una zampa e dice che è un albero; e così via. Nel riduzionismo ognuno vede una parte e ne dà una interpretazione, spesso errata. Dalla somma delle parti si cerca poi di ricostruire il tutto.

Ma il tutto, ci dice l'olismo, è maggiore della somma delle sue parti. Così la medicina convenzionale ci dice che il problema è il colesterolo, oppure che è l'ipotiroidismo, oppure ancora la glicemia, e così via.

Non va meglio in medicina non convenzionale: è tutta colpa dell'intestino permeabile, oppure è colpa dell'intossicazione, oppure ancora dell'infiammazione, e via dicendo.

Il modello allostatico

L'*omeostasi* è l'attitudine propria degli organismi viventi a conservare le proprie caratteristiche al variare delle condizioni ambientali tramite meccanismi di autoregolazione. L'omeostasi viene raggiunta tramite l'*allostasi* che è la capacità di mantenere la stabilità dei sistemi fisiologici per mezzo del cambiamento.

L'omeostasi viene perturbata dalle fonti di stress, che vengono perciò chiamate *stressori*.

SEGRETO n. 2: l'equilibrio del nostro corpo (omeostasi) viene perturbato dagli stressori; l'allostasi induce una serie di reazioni per ripristinare l'omeostasi.

Gli stressori

Gli stressori possono essere molteplici, ma quasi tutti rientrano in tre categorie principali:

- stressori emotivi
- stressori dietetici
- stressori infiammatori (provenienti soprattutto dall'apparato digerente, dal fegato e dal tessuto adiposo).

La reazione fisiologica e la reazione patologica

Gli stressori inducono una reazione fisiologica da parte del corpo, reazione assolutamente normale. Questo è ciò che avviene in caso di uno stress acuto dato da una sollecitazione momentanea, che viene chiamato *carico allostatico acuto*. Se la sollecitazione è troppo lieve non avviene alcuna reazione da parte del corpo; se troppo intensa può sopraffarci fino anche a morire; se invece è di poco superiore alle nostre capacità induce una risposta cosiddetta di tipo *ormetico*.

Si tratta di una risposta adattativa che ci rende più forti e in grado, nel caso la sollecitazione si ripresenti, di potervi fare fronte.

L'esempio classico è quello di allenare un muscolo coi pesi. Se il carico è troppo leggero non susciterà alcun effetto, se troppo pesante non riusciremo nemmeno a sollevarlo, se sufficientemente intenso nell'immediatezza avvertiremo esclusivamente i muscoli gonfi.

Il giorno dopo ci sentiremo a pezzi, segno che le fibre muscolari sono state danneggiate. Se aspettiamo qualche giorno, però, queste si ricostituiranno più forti e in grado, nel caso in cui volessimo tornare in palestra, di sollevare quegli stessi carichi senza problema.

Per essere tale però lo stimolo ormetico deve essere contenuto nel tempo e non deve essere ripetuto prima che il nostro organismo si sia ripreso. Nel caso in cui invece le sollecitazioni, cioè gli stressori, ancorché di più bassa intensità, dovessero ripetersi costantemente nel tempo e sommarsi, costituirebbero un carico allostatico eccessivo e cronico e indurrebbero una reazione che da fisiologica diventerebbe patologica.

Le reazioni corporee sono:
- infiammazione
- stress ossidativo
- fisiologia catabolica
- resistenza insulinica.

L'infiammazione

L'infiammazione è il meccanismo fisiologico di difesa proprio del sistema immunitario. Immaginiamo di tagliarci con un coltello che ha dei germi sulla lama. Immediatamente vengono liberate delle sostanze che dilatano i vasi sanguigni, rallentando così il flusso ematico in quel punto (vasodilatazione). Ciò consente ai globuli bianchi giunti con il sangue di fermarsi per combattere l'aggressore.

I globuli bianchi inoltre producono le citochine, proteine che servono a mandare messaggi (un po' come se fossero degli SMS). Le citochine vengono prodotte in un ordine temporale preciso durante l'infiammazione: dapprima le citochine infiammatorie, poi le antinfiammatorie.

Le prime provocano febbre e diminuzione delle forze e dell'appetito, attivano la coagulazione sanguigna con formazione di trombi e stimolano il fegato a produrre fibrinogeno (il materiale per formare i trombi) e PCR (proteina C reattiva, tipica dell'infiammazione) che viene appunto usata negli esami del sangue come parametro per valutare l'infiammazione.

Le citochine infiammatorie sono quindi la causa dei sintomi generali che accompagnano l'infiammazione, che originatasi in un punto preciso del corpo (nel nostro caso la sede del taglio) si propaga poi dappertutto.

Le citochine antinfiammatorie, la cui produzione è stimolata dal cortisolo, ormone prodotto dai surreni (piccole ghiandole localizzate al di sopra del rene, una per lato), intervengono successivamente perché hanno il compito di spegnere l'infiammazione.

In alcuni casi, infatti, l'infiammazione porta all'eliminazione del batterio e alla riparazione della ferita. Così l'infiammazione finisce e tutto si risolve.

SEGRETO n. 3: l'infiammazione è la reazione primaria del corpo verso gli stressori e a catena induce le altre reazioni.

Lo stress ossidativo

L'infiammazione induce stress ossidativo, cioè la produzione di radicali liberi, e questi ultimi a loro volta inducono infiammazione. I radicali liberi si formano ogniqualvolta una molecola, come può essere l'ossigeno, strappa un elettrone a un'altra molecola, che a sua volta lo ruba a un'altra in una reazione a catena che può vedere coinvolte molecole biologiche molto importanti per la salute come i grassi della membrana delle cellule, le proteine o addirittura il DNA.

La fisiologia catabolica

Immaginate se il nostro organismo non fosse in grado di uccidere il batterio e/o ci tagliassimo continuamente nello stesso punto, ad esempio per cause professionali. In questo caso i due stressori (taglio e batterio) non verrebbero rimossi in tempi utili al recupero e di conseguenza il processo infiammatorio non potrebbe terminare.

Le cellule dell'infiammazione, nell'uccidere il germe, purtroppo uccidono anche alcune cellule sane che si trovano nelle vicinanze. Poco male nel caso in cui il germe viene sopraffatto: sarà stato un piccolo prezzo da pagare per la vittoria.

Ma nel caso in cui il processo di infiammazione non riesca a uccidere il germe, troppe cellule sane andrebbero perdute, per cui a un certo punto, nonostante la vittoria non conseguita, viene comunque prodotto il cortisolo per ridurre l'infiammazione e contenere il danno.

Ridurre ma non spegnere perché i due stressori sono ancora attivi, come abbiamo visto prima. Si crea cioè una situazione in cui non ci sono né vincitori né vinti. Si è venuta a creare una reazione infiammatoria cronica, con cronica ed eccessiva produzione di cortisolo.

Possiamo sostituire il taglio e il germe con uno qualunque degli stressori delle tre categorie: emotivo, dietetico o infiammatorio. Ad esempio uno stress emotivo non risolto e ripetuto nel tempo potrebbe indurre le medesime alterazioni: attivazione dell'infiammazione e iperproduzione di cortisolo.

Il cortisolo a sua volta innesca la reazione di fisiologia catabolica. Il metabolismo è diviso in due categorie: il *catabolismo*, che disgrega la materia organica per produrre energia, e l'*anabolismo*, che utilizza l'energia per costruire i vari componenti delle cellule, come le proteine o il DNA.

Sia il catabolismo che l'anabolismo sono necessari e devono poter avvenire alternativamente all'interno del nostro organismo, e possibilmente nessuno dei due dovrebbe poter prendere il sopravvento. Se prevale l'anabolismo si possono sviluppare tumori; se prevale il catabolismo perdiamo massa muscolare, e la pelle diventa rugosa e cadente come avviene nelle persone anziane.

Il cortisolo induce il catabolismo, e una iperproduzione di cortisolo determina una fisiologia catabolica, cioè bloccata prevalentemente sul catabolismo. Questo perché la fisiologia catabolica avrebbe lo scopo di liberare le energie necessarie per sostenere l'azione del sistema immunitario.

La resistenza insulinica

L'insulina ha lo scopo di far entrare i nutrienti all'interno delle cellule; pertanto si sviluppa *insulino-resistenza*, cioè resistenza all'azione dell'insulina, che avrebbe lo scopo di impedire alle cellule del corpo, tranne quelle immunitarie, di rifornirsi dei nutrienti energetici liberati attraverso la reazione di fisiologia catabolica.

Le altre cellule perciò si potrebbero venire a trovare in una condizione di relativo deficit di nutrienti, con sofferenza dei vari organi. In sostanza l'azione catabolica avrebbe lo scopo di mobilitare le energie immagazzinate nel nostro corpo che verrebbero, tramite la resistenza all'insulina, convogliate al sistema immunitario.

SEGRETO n. 4: la fisiologia catabolica e la resistenza insulinica avrebbero lo scopo di liberare le energie e di convogliarle verso il sistema immunitario, impegnato nella reazione infiammatoria.

Catabolismo in azione
Innanzitutto verrebbero mobilitati gli zuccheri, con

conseguente innalzamento della glicemia: sia le piccole riserve sotto forma di glicogeno, sia le proteine delle cellule muscolari che verrebbero scisse in amminoacidi convertiti poi in glucosio attraverso un processo detto *neo-glucogenesi*, cioè formazione del glucosio ex novo a partire dalle proteine.

Gli amminoacidi di provenienza muscolare verrebbero inoltre convertiti in citochine sempre per sostenere la risposta immunitaria.

Sorte analoga a quella delle proteine muscolari toccherebbe anche alle proteine delle cellule del rivestimento gastrointestinale, che si assottiglierebbe, con conseguente possibile comparsa di disturbi dell'apparato digerente e maggiore suscettibilità alle infezioni ed alle ipersensibilità alimentari.

La mobilizzazione degli amminoacidi, che come dice il nome sono sostanze acide, indurrebbe un'acidosi latente con depauperamento dei sistemi tampone del corpo e perdita di minerali preziosi con le urine, in particolare potassio, magnesio e calcio.

Il catabolismo proteico avrebbe poi ripercussioni anche sul cervello, con ridotta produzione di neuro-trasmettitori e a livello epatico con diminuita sintesi degli enzimi di detossificazione.

Infine, per quanto riguarda il versante dei grassi, ci sarebbe un aumento del colesterolo LDL, una diminuzione di quello HDL e un incremento degli acidi grassi nel sangue, sempre allo scopo di dirottare le energie verso il sistema immunitario.

Pertanto l'incremento del colesterolo, al pari dell'incremento della glicemia, avrebbe una sua precisa funzione, e potrebbe auto-correggersi qualora risolvessimo la cascata di eventi che ha portato al suo aumento.

SEGRETO n. 5: per sostenere la reazione infiammatoria verrebbero mobilizzati zuccheri, proteine e grassi con

innalzamento della glicemia e del colesterolo.

Il coinvolgimento ormonale

Per quanto riguarda l'assetto ormonale, la resistenza insulinica induce iperinsulinemia che ha lo scopo di forzarne la resistenza.

La ipercortisolemia determinerebbe la riduzione del progesterone e della vitamina D. Per quanto riguarda il progesterone, il colesterolo viene trasformato prima in pregnenolone e poi in progesterone, che in queste circostanze verrebbe dirottato verso la trasformazione in cortisolo; per quanto riguarda la riduzione della vitamina D, anch'essa viene prodotta a partire dal colesterolo, che verrebbe invece dirottato, come abbiamo visto, verso il cortisolo.

L'infiammazione, il cortisolo e l'insulina inducono l'enzima aromatasi a trasformare il testosterone in estrogeni. Il cortisolo alto inoltre blocca la conversione del pro-ormone tiroideo T4 nel vero e funzionante ormone tiroideo T3 per evitare un eccessivo catabolismo: il cortisolo indurrebbe un'accelerazione del catabolismo per poi frenarne gli eccessi.

Assieme al catabolismo si frenerebbe anche l'anabolismo; si frenerebbe dunque tutto il metabolismo. Insulina alta, estrogeni alti e ormoni tiroidei bassi inducono inoltre un aumento della prolattina.

Pertanto avremo:

- insulina alta
- cortisolo alto
- estrogeni alti
- progesterone basso
- testosterone basso (e ormone della crescita GH basso)
- ormone tiroideo T3 basso
- vitamina D bassa
- metabolismo basso
- prolattina alta.

Un vero *sturm und drang* ormonale con ripercussioni ad ampio raggio: ad esempio lo squilibrio tra estradiolo e progesterone potrebbe portare alle patologie ormonali femminili; la carenza di testosterone alle patologie ormonali maschili; la carenza di T3 a un rallentamento generalizzato del metabolismo; la carenza di vitamina D ha molte ripercussioni tra cui l'osteoporosi; la prolattina alta esercita un'azione infiammatoria.

Esattamente tutto l'opposto dell'"ormone della salute"!

I tre sistemi corporei
Le reazioni del corpo, infiammazione, stress ossidativo, fisiologia catabolica e resistenza insulinica coinvolgerebbero fortemente, come abbiamo visto, tre sistemi corporei:

- neuro-endocrino-immunologico (a sua volta composto dai tre sotto-sistemi: nervoso, endocrino e immunitario),
- apparato gastrointestinale,
- fegato.

Il sistema nervoso, attraverso modifiche di quantità e qualità dei neurotrasmettitori, indurrebbe alterazioni del comportamento finalizzate alla difesa dagli stressori, con una contemporanea minore capacità a godersi la vita proprio perché il corpo si sentirebbe in pericolo.

Il sistema endocrino va incontro alle molteplici modificazioni ormonali che abbiamo già visto. Il sistema immunitario viene attivato per creare una reazione infiammatoria.

L'apparato gastrointestinale, poiché fornirebbe proteine per sostenere la risposta infiammatoria, andrebbe incontro a un assottigliamento delle proprie pareti, con conseguente maggiore suscettibilità a infezioni e ipersensibilità alimentari.

Un rivestimento intestinale assottigliato, e ulteriormente danneggiato da infezioni e ipersensibilità alimentari, diventerebbe maggiormente permeabile alle sostanze tossiche presenti nel lume intestinale. Queste attraverso il sangue giungerebbero al fegato, il cui carico tossico aumenterebbe nello stesso momento in cui a seguito della fisiologia catabolica gli enzimi di detossificazione si ridurrebbero.

La sintomatologia

La sintomatologia si svilupperebbe quando gli stressori cronici superando il carico allostatico, genererebbero le risposte patologiche del corpo con conseguente coinvolgimento dei tre sistemi corporei. Le malattie croniche del nostro tempo sarebbero quindi reazioni croniche del corpo a stressori cronici che avrebbero superato il carico allostatico.

Secondo questo modello interpretativo agire semplicemente sui sintomi, sia che si tratti di farmaci oppure di rimedi naturali, sarebbe limitativo e distante dalle cause.

SEGRETO n. 6: le malattie insorgerebbero qualora le reazioni del corpo agli stressori diventino croniche.

RIEPILOGO DEL CAPITOLO 2:
- SEGRETO n. 1: la civilizzazione, attraverso la dieta e

molti altri fattori, indurrebbe le malattie moderne.

- SEGRETO n. 2: l'equilibrio del nostro corpo (omeostasi) viene perturbato da stressori; l'allostasi induce una serie di reazioni per ripristinare l'omeostasi.

- SEGRETO n. 3: l'infiammazione è la reazione primaria del corpo verso gli stressori, e a catena induce le altre reazioni.

- SEGRETO n. 4: la fisiologia catabolica e la resistenza insulinica avrebbero lo scopo di liberare le energie e di convogliarle verso il sistema immunitario, impegnato nella reazione infiammatoria.

- SEGRETO n. 5: per sostenere la reazione infiammatoria verrebbero mobilizzati zuccheri, proteine e grassi con innalzamento della glicemia e del colesterolo.

- SEGRETO n. 6: le malattie insorgerebbero qualora le reazioni del corpo agli stressori diventino croniche.

Capitolo 3:
Come nascerebbero le malattie

Parlando con le persone durante la mia pratica professionale riscontro frequentemente una serie di disturbi: sovrappeso, stanchezza, depressione, problemi digestivi e squilibri ormonali femminili. Le cinque grandi patologie del nostro tempo.

Sovrappeso

Se hai provato tutte le diete esistenti senza ottenere i risultati desiderati, potrebbe significare che potresti avere il metabolismo dei grassi "danneggiato", e in questo caso ingrasseresti indipendentemente da ciò che mangi e da quanto mangi.

Il desiderio di cibi dolci, mangiare eccessivamente e talora il saltare i pasti sono fattori che potrebbero contribuire a "danneggiare" il metabolismo. Restringendo le calorie puoi anche diminuire di peso per poi riprenderlo quando ricominci a mangiare normalmente.

Più sono numerose le volte in cui sei sceso di peso per poi nuovamente riprenderlo, maggiori sono le probabilità di avere un metabolismo "danneggiato".

Stanchezza

La stanchezza è il sintomo che più frequentemente mi viene riferito. Spesso precede la comparsa di altri sintomi o di malattie. Molti dottori sono stanchi come lo sono stato io per primo e a lungo. Spesso si incolpa l'età. Ma non è così.

Depressione

Sei felice, realmente felice? Ti alzi la mattina pensando che sarà una magnifica giornata? Sembra impossibile ma è l'atteggiamento di molte persone, ovviamente quelle sane. Tuttavia sono sempre più frequenti le persone che la mattina si svegliano col desiderio di tornare a dormire e che sono senza speranza e senza entusiasmo nei confronti della giornata che sta per iniziare.

Se sei depresso pensi alle persone felici come a persone strane che possono persino annoiarti.

Problemi digestivi

Reflusso gastrico, stitichezza, diarrea, flatulenza sono estremamente comuni, al punto da essere considerati normali. Ma non lo sono affatto.

Squilibri ormonali femminili

Molte donne a un certo punto della vita devono fare i conti con fluttuazioni degli ormoni sessuali. Quelle con meno di quarantacinque anni di età sviluppano i sintomi della sindrome premestruale come crampi addominali, gonfiore, desiderio di cibi dolci, emicrania. In quelle con più di quarantacinque anni il calo degli estrogeni può causare vampate di calore, sudorazione notturna, sbalzi d'umore, problemi di sonno. In entrambi i casi si possono sviluppare problemi al seno.

La causa delle cinque grandi patologie

Esistono tre apparati all'interno del nostro corpo, il cui danneggiamento potrebbe essere in grado di indurre lo sviluppo delle cinque grandi patologie appena descritte.

SEGRETO n. 1: la maggior parte delle persone soffre di sovrappeso, stanchezza, depressione, problemi digestivi, problemi ormonali femminili, che insorgerebbero a causa del danneggiamento di tre apparati fondamentali del nostro corpo.

Apparato anti-stress (sistema neuro-endocrino-immunologico)

Questo apparato ha come fine ultimo la produzione, da parte delle ghiandole surrenaliche, dell'ormone cortisolo, l'ormone che combatte lo stress. La sua produzione infatti è indotta da eventi stressanti che sono riconducibili principalmente a tre categorie:

- emozioni

- alimentazione
- infiammazione.

Apparato digerente

Questo apparato può essere danneggiato da:

- ipersensibilità alimentari
- infezioni gastrointestinali.

Apparato disintossicante

Questo apparato è rappresentato dal fegato, che deve continuamente smaltire le tossine di origine esogena (ambientale) ed endogena.

SEGRETO n. 2: i tre apparati fondamentali del nostro corpo sarebbero il neuro-endocrino-immunologico, l'apparato digerente e il fegato.

Tre fonti di stress

Secondo i Centers for Disease Control and Prevention l'ottanta per cento delle visite dal medico avrebbe a che fare con lo stress. Le fonti di stress sono tre: emotivo, dietetico e infiammatorio. Gli stress più grandi ci verrebbero dalle emozioni, ma anche piccoli stress potrebbero sommarsi.

Lo stress alimentare giocherebbe un ruolo subdolo ogni giorno che passa e ogni volta che mangiamo.

Il terzo tipo di stress è quello infiammatorio. Puoi essere già al corrente di un processo infiammatorio o questo potrebbe essere occulto, cioè non evidente.

Ad esempio se il tuo intestino si infiamma ogni volta che mangi glutine potresti tranquillamente non averne alcun sentore. Altre fonti di infiammazione potrebbero essere il fegato intossicato e il grasso addominale.

Una volta che lo stress cumulativo proveniente da queste tre aree, emozionale, alimentare e infiammatoria, avesse raggiunto il livello di guardia, il corpo comincerebbe a sviluppare sintomi importanti. Molti di noi verosimilmente hanno sofferto per dieci-quindici anni di sintomi blandi che sono andati progressivamente peggiorando finché non siamo stati costretti a chiedere aiuto.

SEGRETO n. 3: lo stress sarebbe l'iniziatore della stragrande maggioranza delle patologie, e lo stress più dannoso sarebbe quello di natura emotiva.

Spesso però a causa del lasso temporale che intercorre tra la fonte originale di stress e la successiva comparsa dei sintomi non ne riusciremmo a cogliere il nesso. Il punto fondamentale è però il seguente: qual è stato l'evento più stressante della tua vita? Ed è coinciso entro un anno o due con lo sviluppo di problemi di salute?

Potrebbero non essere i tuoi problemi attuali o i più importanti ma potrebbero essere stati i primi problemi di salute a comparire, che poi hanno portato a quelli di oggi.

Funzione surrenalica

Quando sei stressato i tuoi livelli di cortisolo si innalzano e, se rimani sotto stress per un lungo periodo di tempo come un anno o due, eventualmente i tuoi livelli di cortisolo si bloccheranno rimanendo alti ogni giorno, per tutto il giorno. Sei nello stadio 1 della disfunzione surrenalica quando hai livelli di cortisolo estremamente alti tutto il giorno e sei in modalità velocità.

A volte puoi essere eccitato e stanco perché sperimenti *up and down* tutto il giorno. Allo stadio 1 desideri caffeina al mattino e zucchero nel pomeriggio. In realtà ti senti bene per la maggior parte del giorno e poiché puoi ancora produrre grandi quantità di cortisolo, la maggior parte dei sintomi più importanti potrebbe non essersi ancora mostrata.

Quando sei in questo stadio puoi ancora pensare di dormire solo cinque ore per notte, di saltare la colazione, di non riposarti a sufficienza e, almeno per il momento, di stare comunque bene.

È come pigiare costantemente il pedale dell'acceleratore dell'automobile anche quando sei fermo al semaforo. Non è una situazione che può essere mantenuta in eterno. Dopo alcuni anni di cortisolo a tali livelli le tue ghiandole surrenali cominciano ad affaticarsi e il tuo livello di cortisolo comincia a calare. Dopo alcuni anni trascorsi nello stadio 1 passerai quindi allo stadio 2.

Adesso avrai valori di cortisolo un po' più bassi, forse anche normali, ma potresti arrivare a una situazione in cui una o più delle cinque principali patologie cominciano a essere un problema. Un giorno ti sveglierai e avrai bisogno di una tazza di caffè extra, e non avrai più energia per uscire di casa dopo il lavoro come eri abituato a fare. Dormire nei weekend non servirà più a ricaricarti.

Se il tempo passa e lasci le cose inalterate raggiungerai lo stadio 3. A questo punto avrai livelli molto bassi di cortisolo: una vacanza di una settimana non ti riposerà più e tornerai a casa stanco e col terrore di tornare al lavoro. L'attività fisica presto diventerà un lavoro e sarai così stanco che risulterà difficile fare tutto quello che non è essenziale.

Potresti cominciare a sentirti depresso e le cose che normalmente erano piacevoli non lo saranno più. Persone con livelli non ottimali di cortisolo potrebbero soffrire di problemi che includono tutte e cinque le principali patologie.

SEGRETO n. 4: lo stress induce il surrene a produrre eccessive quantità dell'ormone cortisolo che a cascata coinvolgerebbe l'apparato digerente e il fegato.

Ormoni dello stress: la causa scatenante di molti problemi
Elevati livelli di stress equivalgono a elevati livelli di cortisolo, i quali mettono in moto tutta una serie di eventi che culminerebbero nelle cinque grandi patologie. Come avverrebbe?

Innanzitutto la risposta agli stress scatena una produzione di cortisolo che assottiglierebbe lo spessore del rivestimento interno dell'apparato digerente, indebolendolo e rendendolo suscettibile a ipersensibilità al cibo e a infezioni.

In seconda battuta crescerebbe la quantità di tossine all'interno dell'intestino il quale sarebbe diventato permeabile e così consentirebbe che queste giungano al fegato sovraffaticandolo. Siamo così giunti alla terza fase del processo.

Per molte persone questa sequenza di eventi sarebbe scatenata da una grossa crisi nella propria vita. Grande sarebbe il potere dello stress nel farci ammalare, come altrettanto grande sarebbe il potere della pace interiore nel guarirci.

Cattiva digestione

L'apparato digerente ricopre un ruolo centrale nel processo naturale di guarigione. Come la madre nutre il proprio bambino così l'apparato digerente, "madre" del corpo, lo nutre e lo alimenta. Una cattiva digestione porta a uno scarso assorbimento dei nutrienti anche se stai mangiando i cibi giusti.

I problemi digestivi sarebbero causati da due fattori:

- reazioni avverse al cibo, di cui le più importanti sono nei confronti del glutine, del latte di mucca, dello zucchero e della soia
- infezioni quali batteri, funghi e parassiti.

Rallentata detossificazione

Il fegato potrebbe funzionare male perché si verificherebbe un eccessivo assorbimento di tossine dall'ambiente o un'eccessiva creazione di tossine all'interno del corpo che sarebbe causata da un malfunzionamento dell'apparato digerente. Queste tossine poi verrebbero assorbite e convogliate al fegato. Quando l'apparato digerente funziona male si verificherebbe poi anche un malassorbimento, con possibilità di sviluppare una carenza di nutrienti necessari alla detossificazione.

Noi immagazzineremmo le tossine nel tessuto adiposo, per

cui meno sono le tossine eliminate dal fegato e più il nostro corpo avrebbe bisogno di immagazzinare tessuto adiposo. Non solo, ma il corpo cercherebbe anche di attenuare l'impatto negativo delle tossine diluendole nei fluidi corporei, con conseguente possibile ritenzione di liquidi e aumento di peso. Infine le tossine penetrerebbero nel sistema nervoso e potrebbero danneggiarlo causando fatica e depressione.

Sequenza degli eventi

- La risposta allo stress sarebbe il fattore scatenante: le persone inizierebbero a sviluppare problemi di salute entro un anno o due da un intenso stress emotivo, in quanto il corpo risponde allo stress con un incremento del cortisolo;
- gli elevati livelli di cortisolo danneggerebbero l'apparato digerente;
- il carico di tossine aumenterebbe, con conseguente affaticamento del fegato.

Noi abbiamo tre sistemi di base: surrene, apparato digerente e fegato, ognuno di essi può essere coinvolto ma più spesso è la combinazione di tutti tre. Un sistema primario come il surrene potrebbe danneggiare un altro sistema primario come l'apparato digerente, ma potrebbe avvenire anche al contrario. Ancora una volta il mio invito è spingervi a leggere i vostri sintomi secondo il modello olistico e considerare l'interdipendenza dei nostri tre sistemi corporei.

RIEPILOGO DEL CAPITOLO 3:

- SEGRETO n. 1: la maggior parte delle persone soffre di sovrappeso, stanchezza, depressione, problemi digestivi, problemi ormonali femminili, che insorgerebbero a causa del danneggiamento di tre apparati fondamentali del nostro corpo.

- SEGRETO n. 2: i tre apparati fondamentali del nostro corpo sarebbero il neuro-endocrino-immunologico, l'apparato digerente e il fegato.

- SEGRETO n. 3: lo stress sarebbe l'iniziatore della stragrande maggioranza delle patologie, e lo stress più dannoso sarebbe quello di natura emotiva.

- SEGRETO n. 4: lo stress induce il surrene a produrre eccessive quantità dell'ormone cortisolo che a cascata coinvolgerebbe l'apparato digerente e il fegato.

Capitolo 4:
Come capire se sei in salute

Dove cominciare? Molto utile potrebbe essere iniziare con un test di laboratorio per ognuno dei sistemi corporei principali, per vedere di mettere a posto ciò che non lo è attraverso metodi non farmacologici e non chirurgici che includano supplementi nutrizionali, rimedi fitoterapici e integratori simili.

Questo approccio non è basato sui sintomi. In altre parole ordineremo gli stessi test di laboratorio indipendentemente dalla sintomatologia perché questo modello interpretativo suggerirebbe che uno o più dei tre sistemi corporei chiave sarebbe stato coinvolto e che i sintomi ne sarebbero il risultato. Non tratteremo i sintomi; tratteremo i tre sistemi corporei.

SEGRETO n. 1: non tratteremo i sintomi ma tratteremo i tre sistemi corporei.

L'inizio dei tuoi problemi di salute potrebbe avere il 95 per cento di possibilità di accadere entro un anno dall'essere stato sottoposto a uno stress emotivo intenso e duraturo. Si potrebbe trattare del dolore per una perdita, a volte di una preoccupazione economica oppure di superlavoro, e perfino di uno stress positivo come avere dei bambini od ottenere una promozione.

Ciò che renderebbe difficile l'interpretazione potrebbe essere il fatto che i tuoi problemi di salute originali potrebbero non essere quelli che ti affliggono oggi.

La gerarchia dei sistemi corporei

La modalità con cui si entrerebbe in una serie di problemi di salute ci potrebbe mostrare il modo per risolverli nell'ordine in cui essi sono comparsi. Questo modello implicherebbe che il più delle volte lo stress sarebbe il fattore scatenante che darebbe luogo a un universo di problemi di salute.

Così dovremmo correggere per primi i problemi degli ormoni surrenalici.

Testare gli ormoni dello stress

Per risolvere i problemi nell'ordine in cui sono comparsi, il primo passo consisterebbe nel testare gli ormoni surrenalici cortisolo e DHEA. Il metodo più dinamico per testarli è misurare il cortisolo quattro volte in un periodo di ventiquattro ore (di solito alle ore 8, 12, 16 e 20) mediante una serie di prelievi di saliva che possono mapparne il ritmo di produzione giornaliera, anche detto ritmo circadiano. Tuttavia anche un semplice esame del sangue può esserci di aiuto.

Innanzitutto per diagnosticare un interessamento del surrene dovremmo rilevare valori di DHEA bassi o tendenti al basso.

A questo punto dovremmo andare a vedere i valori

complessivi giornalieri del cortisolo che potrebbero essere:

- alti: stadio 1 di disfunzione surrenalica
- normali: stadio 2 di disfunzione surrenalica
- bassi: stadio 3 di disfunzione surrenalica.

Infine dovremmo andare a valutare il valore del cortisolo – alto, normale o basso – a ognuna delle ore di prelievo.

Come ci si può aspettare dal modello dei tre sistemi corporei, stadi più avanzati di fatica surrenalica implicherebbero lo sviluppo di problemi digestivi. Se è questo il caso, potrebbe essere necessario anche un test di laboratorio supplementare per l'apparato digerente. Se viceversa ti trovi all'inizio del processo di deterioramento della salute potrebbe essere sufficiente sistemare il primo sistema corporeo, cioè il surrene, per ritrovare la salute.

SEGRETO n. 2: se non hai aspettato troppo tempo e sei agli inizi dei tuoi problemi di salute, potrebbe essere

sufficiente testare il tuo sistema surrenalico.

Testare i problemi dell'apparato digerente

I problemi più frequenti dell'apparato digerente sarebbero due: reazioni indesiderate ai cibi e infezioni. Per quanto riguarda le reazioni ai cibi potremmo eseguire dei test specifici ma potrebbe essere più semplice eliminare dalla tua dieta il glutine, ed eventualmente anche i latticini di mucca, lo zucchero semplice e la soia, per un po' di tempo.

Per le infezioni potremmo eseguire un test di laboratorio, stabilire quali germi ospita il tuo apparato digerente e sviluppare un programma con l'utilizzo di rimedi fitoterapici per eliminarli e fare in modo che il tuo sistema digerente possa funzionare nuovamente bene.

Testare le vie di detossificazione epatica

Se lasci la situazione invariata a lungo, trascurandoti, e sia il sistema surrenalico che quello digerente potrebbero essere ampiamente coinvolti, allora anche le tue vie di disintossicazione epatica potrebbero essere sovraccaricate. Se viceversa hai cominciato a prenderti cura di te stesso in tempi utili, e solamente il primo o i primi due sistemi corporei potrebbero essere interessati, potresti saltare questo terzo test.

Proprio come per il surrene e per l'apparato digerente, c'è un test di laboratorio anche per il fegato. Basato su un prelievo di urina da farsi a casa, il test per le vie di detossificazione epatica potrebbe mostrare cosa non funziona e di quali specifici nutrienti potresti aver bisogno per stimolare la funzione epatica ed eliminare efficacemente le tossine dal corpo.

SEGRETO n. 3: se hai atteso troppo a lungo, anche l'apparato digerente e forse anche il fegato potrebbero essere coinvolti nella genesi dei tuoi disturbi. Dovresti quindi testare anche loro.

RIEPILOGO DEL CAPITOLO 4:

- SEGRETO n. 1: non tratteremo i sintomi ma tratteremo i tre sistemi corporei.

- SEGRETO n. 2: se non hai aspettato troppo tempo e sei agli inizi dei tuoi problemi di salute, potrebbe essere sufficiente testare il tuo sistema surrenalico.

- SEGRETO n. 3: se hai atteso troppo a lungo, anche l'apparato digerente e forse anche il fegato potrebbero essere coinvolti nella genesi dei tuoi disturbi. Dovresti quindi testare anche loro.

Capitolo 5:
Cosa fare per ottimizzare la tua salute

Le modificazioni dello stile di vita rappresentano il punto centrale del programma di ristoro surrenalico e potresti cominciare con un qualunque cambiamento del tuo stile di vita tra dieta, attività fisica, sonno e gestione dello stress.

Molte persone inizialmente non possono fare molti cambiamenti dello stile di vita perché sono così stanche che non riescono a prendere l'iniziativa, anche se sanno che sarà positiva per la loro salute.

La dieta

La dieta da seguire è sostanzialmente una dieta priva di glutine e che controlli la glicemia, ma eventualmente anche priva di latticini di mucca e priva di soia. Comincia con l'eliminare il glutine ma, se ti sembra troppo, allora comincia col controllare la glicemia e poi eliminerai anche il glutine.

Ipersensibilità al glutine

Una persona con l'intolleranza al glutine potrebbe non digerire la porzione proteica di molti grani di uso comune. Quando questa proteina è ingerita si combinerebbe con l'enzima transglutaminasi per formare un complesso che si depositerebbe sulla superficie dell'intestino. Il corpo lo riconoscerebbe come una sostanza estranea e innescherebbe una reazione immunitaria nei confronti di questo complesso.

Le pareti dell'apparato digerente sono tappezzate di cellule immunitarie, le quali producono delle immunoglobuline secretorie che realizzano una barriera protettiva. Questa barriera protegge contro agenti infettivi come batteri, parassiti e funghi.

Se una persona con un'ipersensibilità al glutine continua a mangiarne, l'infiammazione costante dell'apparato digerente potrebbe distruggere la barriera delle immunoglobuline secretorie. Ciò renderebbe le persone suscettibili a infezioni che altrimenti potrebbero facilmente evitare. Inoltre l'infiammazione potrebbe danneggiare le pareti dell'intestino.

Questo potrebbe ridurre la capacità del corpo di assorbire i nutrienti. Se hai un malassorbimento non ottieni sufficienti nutrienti dal cibo che mangi. E questo ti lascerà costantemente affamato e costantemente stanco.

Senza un adeguato assorbimento di nutrienti, si sviluppano carenze di minerali e vitamine. Se non sei in grado di assorbire i grassi non hai a disposizione i mattoni costitutivi per sintetizzare gli ormoni. Ci sono cellule della parete intestinale che producono enzimi per digerire il cibo.

Anch'esse potrebbero essere danneggiate in questo processo. Se il corpo non può produrre l'enzima lattasi il lattosio non può essere digerito, e la persona diventa intollerante ai latticini. Inoltre si potrebbe sviluppare un'incapacità di digerire le proteine che può portare a un deficit di amminoacidi.

Gli amminoacidi sono i mattoni che costruiscono le proteine

del corpo e i neurotrasmettitori, uno dei quali è la serotonina. Bassi livelli di serotonina potrebbero essere collegati a depressione e a insonnia.

Eventualmente il tratto digerente potrebbe sviluppare delle porosità nella sede di infiammazione cronica: la sindrome dell'intestino permeabile. Qualora ciò accadesse i complessi immuni che si formano durante la reazione al glutine, oltre a particelle di cibo, parassiti, batteri, virus, funghi, potrebbero superare l'apparato digerente, entrare nel flusso sanguigno e scatenare reazioni immunitarie.

Questo potrebbe aumentare la suscettibilità del corpo alle malattie e potrebbe essere l'origine di molte allergie. L'ipersensibilità al glutine si potrebbe risolvere attraverso un periodo di astensione dal consumo del glutine stesso, ma talora sarebbe sufficiente un'opportuna preparazione dei grani, ad esempio attraverso l'ammollo in acqua con un po' di aceto o tramite la germogliazione. Più in generale le intolleranze si potrebbero attenuare stimolando il metabolismo.

Controllo della glicemia

Lo stress alimentare, ogni giorno che passa, potrebbe giocare un ruolo subdolo attraverso il controllo degli zuccheri nel sangue. Se salti la colazione, mangi zuccheri raffinati o anche carboidrati più complessi senza le proteine e i grassi, potresti mandare fuori controllo la glicemia e due ormoni, insulina e cortisolo, combatteranno per riportare la situazione in equilibrio.

Ogni istante in cui la glicemia si destabilizza il tuo corpo potrebbe soffrire, anche se probabilmente non te ne accorgi. Lo stress alimentare si accumula e cresce negli anni. Quando la glicemia si impenna l'insulina rimuove lo zucchero dal sangue e lo spinge nel tessuto adiposo, trasformandolo in grasso. A questo punto interviene il cortisolo per riportare la glicemia alla normalità.

Mangiati un muffin col caffè a colazione e potresti essere sulle montagne russe della glicemia tutto il giorno. Mangia entro un'ora dal risveglio, includi sempre le proteine e i grassi a ogni pasto, non saltare mai i pasti e mantieni le porzioni relativamente piccole. Se hai bisogno di più cibo includi due snack, uno a metà mattina e l'altro a metà pomeriggio.

SEGRETO n. 1: comincia la dieta eliminando il glutine e/o controllando la glicemia

Controllo delle calorie

Se è vero che lo stress rallenta il metabolismo è vero anche il contrario: rallentare il metabolismo riducendo troppo le calorie induce stress. Anzi è opportuno, per attenuare gli effetti dello stress, elevare un poco le calorie stimolando così il metabolismo.

Quando e se ti sentirai pronto potresti aggiungere, **rigorosamente sotto controllo medico**, uno o più dei cambiamenti della dieta qui di seguito indicati, tenendo presente che ogni modifica aggiunge stress per cui occorre pianificare bene il momento in cui introdurre tali cambiamenti.

The China Study, EPIC e NIH-AARP

I consigli che emergerebbero da questi studi per ridurre l'incidenza dei tumori sono:

- consumare soprattutto alimenti vegetali integrali: verdura, frutta, legumi, cereali;
- mantenere l'apporto proteico intorno al 10-12% delle calorie giornaliere, che equivale a circa 0,8-1 grammo di proteine per chilo di peso al giorno (per rendersi conto a quanto corrispondono consiglio di utilizzare delle app come MyFitnessPal in cui introdurre, almeno inizialmente in fase di apprendistato e se la cosa non stressa troppo, i cibi assunti giornalmente);
- limitare le proteine animali privilegiando il pesce (non consigliato nel China Study).

Digiuno intermittente e restrizione calorica

Sono tecniche che potrebbero essere in grado di ridurre le malattie e di allungare la vita, almeno negli animali. Si tratta tuttavia di approcci ancora più stressanti e bisogna valutare bene se e quando introdurli. Indipendentemente dalla tecnica adottata valgono sempre le regole fino a qui delineate sulla scelta del cibo.

- Restrizione calorica: si riduce la quantità di calorie introdotte
- Restrizione proteica: mima la restrizione calorica
- Restrizione di metionina (aminoacido presente soprattutto nelle proteine animali) e/o di leucina (aminoacido ubiquitario): mima la restrizione proteica.

Queste tre tecniche possono essere applicate quotidianamente –cosa molto difficile da attuare e non senza possibili rischi – oppure intermittentemente:

- digiuno intermittente: per un giorno si riduce l'apporto di calorie e/o proteine o metionina e/o leucina. Spesso viene effettuato per due giorni non consecutivi alla settimana
- time restricted feeding: si digiuna generalmente per 16 ore di fila e ci si nutre all'interno di una finestra di 8 ore. La

quantità di calorie e/o di proteine o di metionina e/o leucina può essere normale o ridotta; questa tecnica può essere applicata intermittentemente (ad esempio due giorni a settimana) oppure continuativamente però con significativo incremento dello stress corporeo.

Dieta chetogenica

Si tratta di una dieta molto stressante, che quindi generalmente viene eseguita in modo intermittente, in cui si formano i corpi chetonici sostanze prodotte tramite il catabolismo dei grassi in carenza di zuccheri.

Condizioni da rispettare per instaurare una dieta chetogenica:

- tenere bassi i carboidrati consumando solo verdure;
- consumare proteine in una quantità pari a 0,8-1 grammi per chilo di peso corporeo al giorno. Le diete iperproteiche vengono definite erroneamente chetogeniche. In queste diete le proteine vengono convertite in zuccheri attraverso la neo-glucogenesi, mantenendo in questo modo alta la

glicemia per cui i corpi chetonici vengono eliminati con le urine;

- restringere le calorie per abbassare la glicemia e impedire la perdita dei corpi chetonici con le urine;

- consumare circa il 70-80% delle calorie sotto forma di grassi, preferibilmente di origine vegetale: si tratta quindi di consumare olive, noci, nocciole, mandorle, semi di lino, di zucca ecc, e i rispettivi oli extravergini.

SEGRETO n. 2: introduci tecniche dietologiche più avanzate solo se ti senti in forma e rigorosamente sotto controllo medico.

L'attività fisica

Occorre cominciare con un'attività di tipo aerobico perché è molto meno stressante. Durante l'attività fisica avvengono numerosi cambiamenti ormonali. Innanzitutto con l'attività l'insulina scende notevolmente.

Dopo circa 30 minuti di attività aerobica inizia la produzione di testosterone e di ormone della crescita, il GH, che raggiunge il suo massimo 15-20 minuti più tardi; dopodiché inizia a calare progressivamente.

Poiché a mano a mano che testosterone e GH calano il cortisolo tende a salire, oltre una certa durata l'attività fisica diventa stressante. Dunque, troppa attività fisica potrebbe far male! Inoltre molte persone vorrebbero fare movimento ma non hanno sufficienti energie.

Come regolarsi allora? Basati sul battito cardiaco. Molto utile in questo senso è l'acquisto di uno strumento chiamato cardiofrequenzimetro, un piccolo apparecchio composto da una fascia da applicare al torace e da un orologio in grado di monitorare il numero dei battiti al minuto.

A questo punto occorre determinare la frequenza cardiaca ideale a cui praticare attività. Se hai la possibilità di ricorrere a un centro sportivo qualificato te la puoi far misurare direttamente durante l'esecuzione dell'esercizio. Questo metodo è senz'altro il migliore, perché consente la massima personalizzazione.

Tuttavia esiste un metodo alternativo per calcolarla, tramite una formula matematica (Maffetone):

180–età +/– 5/10

Prendiamo ad esempio una persona di 45 anni:
180–45=135

A questo risultato toglieremo 10 se la persona è obesa o assume farmaci; 5 se la persona è inattiva, se è allergica, se ha più di due raffreddori l'anno; 0 se fa attività fisica da meno di due anni senza problemi. Aggiungeremo 5 nel caso si alleni da più di due anni.

Il valore ottenuto rappresenta il massimo raggiungibile: la nostra frequenza cardiaca durante l'attività dovrà oscillare tra quel valore e 10 battiti in meno.

Continuando con l'esempio di prima e togliendo 10 punti perché supponiamo che la persona assuma farmaci, otteniamo:

135-10=125

La frequenza cardiaca ideale deve oscillare tra 125 e 115 battiti al minuto.

SEGRETO n. 3: fai attività fisica di tipo aerobico e non superare un'ora di tempo alla volta.

Il sonno

Il sonno è il tonico naturale che cura tutte le malattie. Si tratta di una componente essenziale della salute e della guarigione. Spesso è facile togliere ore al sonno e apparentemente non notare nulla. Ma osserviamo che effetto ha la deprivazione di sonno sui bambini.

Diventano stanchi e irritabili, desiderano dolci e spesso hanno scoppi emotivi o problemi comportamentali a scuola, problemi di concentrazione e più prima che dopo si ammaleranno di una qualche infezione.

Per gli adulti è la stessa cosa: finirai con l'essere esausto, soffrirai di sbalzi di umore, avrai costante desiderio di dolci e problemi di concentrazione e potresti prenderti un'infezione intestinale.

La tua salute, la tua capacità di lavorare efficientemente e il tuo cervello dipendono tutti dal sonno e il tuo orologio biologico, che è regolato dal cortisolo, detta l'ora della nanna.

Il cortisolo ha un picco alle 6 del mattino quando è il momento di svegliarsi, e una caduta alle 10 della sera quando idealmente dovresti andare a dormire. Più ti allontani da questo ritmo biologico, più tardi dopo le 10 di sera vai a dormire e più comprometti i tuoi sistemi corporei.

Prima di andare a letto non sovra-stimolarti facendo

movimento o litigando con il partner o il coniuge.

Mantieni la stanza buia e fresca. Stai alla larga dai pasti abbondanti prima della buonanotte. Evita sostanze eccitanti, come il fumo e la caffeina. Riserva il letto per il sonno (e il sesso), se possibile.

SEGRETO n. 4: mantieni un ciclo sonno-veglia costante andando a letto alle 10 di sera.

Gestione dello stress

L'abc della respirazione

Ecco una delle tecniche di respirazione più semplici, con cui puoi iniziare a prendere confidenza nella lotta contro lo stress:

- Sdraiati o siediti in una posizione comoda, metti una mano sulla pancia e l'altra sul torace.
- Inspira attraverso il naso, assicurandoti che la mano sulla pancia si alzi regolarmente e che quella sul torace si muova di pochissimo.

- Mentre inspiri lentamente, conta in silenzio fino a tre.

- Mentre espiri lentamente attraverso le labbra socchiuse, conta in silenzio fino a quattro, sentendo che la mano sulla pancia si abbassa dolcemente.

- Effettua una breve pausa prima della successiva inspirazione.

Meditazione

- Trova un luogo silenzioso dove non sarai disturbato per un po'.

- Siediti in una posizione comoda. Ricorda che devi mantenere quella posizione per 15-20 minuti.

- Concentrati su un suono, su una parola, sulla respirazione, su una sensazione, un'immagine, un oggetto, un pensiero.

- Mantieni la concentrazione e abbraccia un atteggiamento passivo, di accettazione.

Quando sei concentrato nella meditazione, immagini o pensieri importuni possono entrarti nella mente e distrarti. Quando ciò accade limitati a prenderne atto, accettando che quelle distrazioni siano là, e poi lasciale andare: non arrabbiarti, non infastidirti, non autoflagellarti.

Meditazione camminata

Si tratta di camminare lentamente, coordinando la respirazione, non per arrivare da qualche parte, ma solo per camminare. L'ideale è camminare a piedi scalzi su un prato, ma anche la sabbia va bene. Il contatto con la Terra è un'esperienza oggigiorno sempre più rara. Eppure camminare a piedi nudi dona una sensazione di diffuso benessere.

Secondo Martin Zucker, autore del libro *Earthing*, la camminata a piedi nudi favorirebbe il collegamento tra il flusso di energia elettrica della Terra e il nostro corpo. Nel corso dell'evoluzione l'uomo ha camminato a piedi nudi e dormito per terra, ricevendo così tutti i benefici della dolce energia elettrica del suolo. Potremmo ottenere un'immediata ricarica di energia semplicemente camminando scalzi su un prato.

Rilassamento progressivo

- Stenditi o siediti più comodamente che puoi e chiudi gli occhi.

- Contrai i muscoli di una determinata parte del corpo. Per imparare, inizia contraendo il braccio e la mano destra. Comincia facendo un semplice pugno. Senza rilasciare la tensione, piega il braccio destro flettendo il bicipite e contraendo il muscolo. Quando contrai un gruppo di muscoli, non farlo più forte che puoi ma più o meno al 75% delle tue possibilità.

- Tieni la parte del corpo in tensione per circa sette secondi.

- Rilascia la tensione velocemente, lasciando i muscoli molli per circa 30 secondi.

- Ripeti il tutto dal passo 1 al passo 4, usando lo stesso gruppo muscolare.

- Passa a un altro gruppo di muscoli.

Gestire bene il proprio tempo

Il modo migliore per farlo è imparare a gestire se stessi. Un ottimo sistema consiste nel dividere le proprie attività in quattro quadranti, secondo le categorie di importanza e urgenza. Questo sistema è stato ideato da Stephen Covey.

- Quadrante 1: cose urgenti e importanti. Sono i problemi. Tutti ne abbiamo, ma qualcuno vive il 90% della propria vita nei problemi: queste persone sono fortemente stressate.
- Quadrante 2: cose importanti e non urgenti. È il quadrante della gestione personale, della pianificazione a lunga gittata, del conoscere la propria missione, della cura di se stessi e della creazione dei rapporti sociali.
- Quadrante 3: cose urgenti e non importanti. Sono importanti per gli altri, non per noi.
- Quadrante 4: cose non urgenti e non importanti. Svagarsi davanti alla TV, leggere le e-mail, rispondere al telefono...

Chi vive la propria vita esclusivamente nei quadranti 3 e 4 è un irresponsabile. La formula ottimale per gestire il tempo consiste invece nel dedicarlo soprattutto al quadrante 2, riservandone una piccola parte per il quadrante 1.

Usare la legge 80/20

Applica il principio di Pareto, conosciuto anche come legge 80/20, all'analisi della gestione del tuo tempo. In breve, il principio afferma che, delle cose che devi fare, portare a compimento il 20 per cento di quelle più importanti ti darà l'80 per cento della soddisfazione che avresti facendole tutte quante.

In altre parole, saltare le occupazioni con priorità bassa alla fine non risulterà così drammatico. Non fissarti sulle attività meno importanti o meno produttive. Chiediti: "Sarebbe davvero così grave se non lo facessi?"

SEGRETO n. 5: pratica sempre una tecnica anti-stress. Dedicagli uno spazio specifico durante la giornata, deve diventare una routine fondamentale, meglio se prima di alzarti dal letto o prima di andare a dormire.

RIEPILOGO DEL CAPITOLO 5:

- SEGRETO n. 1: comincia la dieta eliminando il glutine e/o controllando la glicemia.

- SEGRETO n. 2: introduci tecniche dietologiche più avanzate solo se ti senti in forma e rigorosamente sotto controllo medico.

- SEGRETO n. 3: fai attività fisica di tipo aerobico e non superare un'ora di tempo alla volta.

- SEGRETO n. 4: mantieni un ciclo sonno-veglia costante andando a letto alle 10 di sera.

- SEGRETO n. 5: pratica sempre una tecnica anti-stress. Dedicagli uno spazio specifico durante la giornata, deve diventare una routine fondamentale, meglio se prima di alzarti dal letto o prima di andare a dormire.

Capitolo 6:

Supplementi: quali, come e quando usarli

Innanzitutto voglio precisare che non consiglio di utilizzare i supplementi a vita, ma di usarli come si usa una stampella nel caso di una frattura alla gamba: devono servirci fino a quando l'arto non riprende le sue normali funzioni. Inoltre consiglio di prenderli a cicli, perché il corpo dopo un po' di tempo di uso continuativo sviluppa resistenze se non addirittura effetti collaterali.

In secondo luogo i supplementi non vanno utilizzati come pretesto per continuare a fare la vita di prima, una vita stressante, priva di attività fisica, nutrendosi di cibi pessimi e perdendo ore di sonno. Anzi condizione necessaria e indispensabile perché i supplementi possano funzionare è quella di modificare contemporaneamente e in maniera duratura più aspetti possibile del nostro stile di vita.

Solo facendo questo possiamo ottenere il massimo dagli integratori. I cambiamenti dello stile di vita funzionano anche senza ricorrere agli integratori, mentre non si può dire altrettanto del contrario.

Quando assumere i supplementi

In linea di massima i supplementi potrebbero essere assunti tre volte al giorno, a colazione, a pranzo e a cena.

Supplementi per il surrene

Questa categoria di supplementi potrebbe correggere le alterazioni di produzione del cortisolo evidenziate attraverso le analisi del sangue o meglio ancora attraverso il test salivare.

Erbe adattogene

Si tratta di rimedi fitoterapici che migliorerebbero le funzioni del surrene come il ginseng, la ashwagandha, la rodiola ecc.

Multivitaminico + vitamina C

Per consentire al surrene di riprendersi, oltre al fatto che spesso si verifica anche malassorbimento, potrebbe essere opportuno integrare con un buon multivitaminico, eventualmente anche con l'aggiunta di vitamina C extra.

Stabilizzatori della glicemia

Ai pasti, per stabilizzare la glicemia e ridurre l'intervento correttivo del surrene, potrebbe essere opportuno assumere acido lipoico e/o cannella e/o cromo picolinato.

SEGRETO n. 1: comincia sempre con i cambiamenti dello stile di vita poi potresti aggiungere i supplementi per il surrene.

Supplementi per l'apparato digerente

Supplementi per le ipersensibilità alimentari

Potrebbe essere usato il metilsulfonilmetano che riduce il rilascio di istamina, tipico mediatore delle allergie.

Supplementi per le infezioni

Potrebbero essere usati dei mix di prodotti fitoterapici per ridurre la carica dei germi patogeni intestinali. Dopo aver effettuato un ciclo di terapia si potrebbero somministrare dei probiotici. I due tipi di supplementi potrebbero essere somministrati anche contemporaneamente, riservando il mix erbale citocida alle ore diurne e i probiotici alla sera per evitare che il primo uccida i secondi.

Supplementi per l'intestino permeabile
Generalmente si potrebbero usare enzimi che favoriscano il processo digestivo, sostanze antinfiammatorie come la curcuma e amminoacidi come la glutammina che nutre le cellule intestinali.

SEGRETO n. 2: se necessario potresti assumere anche gli integratori per l'apparato digerente.

Supplementi per il fegato

Il fegato detossifica le sostanze in due fasi: la fase I in cui le sostanze vengono aggredite dalle ossidasi, enzimi che attaccano loro una molecola di ossigeno trasformandole in molecole intermedie dannose, le specie reattive dell'ossigeno (ROS) che sono radicali liberi; e la fase II in cui gli enzimi di coniugazione uniscono le molecole intermedie ROS a specifiche sostanze consentendone l'eliminazione tramite feci e urine.

Se la reazione di fase II non avviene velocemente le ROS potrebbero risultare tossiche per il fegato, e se riuscissero ad andare in circolo potrebbero attivare una reazione infiammatoria necessaria alla loro eliminazione. Generalmente per contenere gli effetti nocivi delle ROS derivanti dalla fase I si potrebbero usare supplementi di antiossidanti, e per sostenere la fase II si potrebbero impiegare integratori di amminoacidi solforati. Per un sostegno epatico ad ampio spettro si potrebbero usare supplementi di fitoterapici come il tarassaco e il cardo mariano.

SEGRETO n. 3: potresti aggiungere gli integratori per il fegato per ultimi.

RIEPILOGO DEL CAPITOLO 6:

- SEGRETO n. 1: comincia sempre con i cambiamenti dello stile di vita, poi potresti aggiungere i supplementi per il surrene.

- SEGRETO n. 2: se necessario, potresti assumere anche gli integratori per l'apparato digerente.

- SEGRETO n. 3: potresti aggiungere gli integratori per il fegato per ultimi.

Capitolo 7:

Il programma in pratica

Test di laboratorio

Comincia sempre effettuando i test di laboratorio e tra questi inizia con quelli che valutano il surrene:

- fai gli esami del sangue o meglio ancora della saliva per valutare DHEA e cortisolo;
- in seconda battuta potresti fare il test per verificare le infezioni intestinali;
- in terza istanza potresti effettuare il test per valutare la detossificazione epatica.

SEGRETO n. 1: comincia sempre effettuando i test di laboratorio e tra questi inizia con quelli che valutano il surrene.

Stile di vita

Prosegui cambiando alcuni fattori dello stile di vita, magari non tutti contemporaneamente per non caricarti di uno stress eccessivo in una volta sola:

- fai una dieta che controlli la glicemia e/o elimini il glutine (ed eventualmente anche latticini di mucca e soia);
- pratica movimento usando il cardiofrequenzimetro in abbinamento alla "formula 180";
- aumenta le ore di sonno e il relax in generale e applica le tecniche anti-stress.

SEGRETO n. 2: prosegui cambiando alcuni fattori dello stile di vita, magari non tutti contemporaneamente per non stressarti troppo.

Supplementi

Potresti rifinire il tuo programma utilizzando alcuni supplementi nutrizionali:

- comincia con i supplementi per il surrene;
- poi potresti aggiungere i supplementi per l'apparato digerente;
- successivamente potresti inserire anche i supplementi per il fegato.

SEGRETO n. 3: potresti rifinire il tuo programma utilizzando alcuni supplementi nutrizionali.

RIEPILOGO DEL CAPITOLO 7:

- SEGRETO n. 1: comincia sempre effettuando i test di laboratorio e tra questi inizia con quelli che valutano il surrene.

- SEGRETO n. 2: prosegui cambiando alcuni fattori dello stile di vita, magari non tutti contemporaneamente per non stressarti troppo.

- SEGRETO n. 3: potresti rifinire il tuo programma utilizzando alcuni supplementi nutrizionali.

Conclusione

Abbiamo visto come nell'ambito della salute in generale e in quello della nutrizione in particolare esistano informazioni estremamente contrastanti. Tuttavia abbiamo anche visto come si potrebbe sviluppare un modello interpretativo che potrebbe mettere in connessione tra di loro tutte queste informazioni.

Tramite questo modello si comprende come cause esterne e cause interne (gli stressori) potrebbero perturbare la nostra tranquillità (l'omeostasi) e indurre una serie di reazioni (allostasi) che hanno come fine ultimo il ripristino dell'equilibrio. In queste circostanze sperimentiamo il benessere che deriva dall'attivazione dell'"ormone della salute".

Tuttavia se gli stressori perdurano costantemente nel tempo

anche le reazioni del nostro corpo diventano costanti, e da fisiologiche e benefiche si potrebbero tramutare in patologiche e foriere di sintomi. Il sistema nervoso, quello endocrino e quello immunitario si coordinano per difenderci dagli stressori ma nel farlo potrebbero indurre una serie di modificazioni che sono esattamente l'opposto dell'"ormone della salute".

Il sistema nervoso ci potrebbe rendere aggressivi e preoccupati solo di difenderci; il sistema immunitario potrebbe scatenare una reazione infiammatoria cronica senza vincitori né vinti; il sistema endocrino si potrebbe riorganizzare per dirottare tutte le energie verso le difese. Così facendo i tre principali sistemi corporei, il surrene, l'apparato digerente e il fegato, potrebbero essere coinvolti uno dietro l'altro.

Da questo intreccio di cause e reazioni potrebbero nascere e svilupparsi i sintomi e le patologie. Ma lo "ormone della salute" è solo sopito e non sconfitto. Potrebbe essere sufficiente rimuovere le cause scatenanti, modificare stili di vita errati, sostenere il corpo con comportamenti virtuosi e aiutarlo con opportuni integratori, e l'"ormone della salute" potrebbe tornare a esercitare i suoi benefici effetti sulla nostra salute.

Questo libro è un pezzo di storia della mia vita. Per esercitare la mia professione di medico "senza se e senza ma", negli anni mi sono progressivamente ammalato di tante e bizzarre patologie tutte apparentemente scollegate tra di loro: sovrappeso, depressione, sudorazione notturna, dermatiti, allergie, ecc.

Mi sono occorsi quasi trent'anni – tanto è che faccio il medico – per arrivare a comprendere quello che ho cercato di spiegarvi in questo libro. Ci sono stati tantissimi momenti in cui, in preda alla disperazione, ho pensato che non mi sarebbe più stato possibile uscire dal tunnel in cui ero caduto.

Questo è un libro di speranza, quella che non deve mai

morire. Questo è anche un libro di azione, perché senza di essa nulla accade. La strada ve l'ho tracciata. Ora tocca a voi… e buon "ormone della salute"!

Inoltre, se ti è piaciuto questo libro, allora potrebbero piacerti anche i 4 video gratuiti che approfondiscono l'argomento.

Scarica i 4 Video Gratuiti a questo link: http://bit.ly/2sI92XS